MIMANSA DAFTARY
DURGA SHANKER GUPTA
NANDAKISHORE D

# MUCORMICOSE RINO-ÓRBITO-CEREBRAL

MIMANSA DAFTARY
DURGA SHANKER GUPTA
NANDAKISHORE D

# MUCORMICOSE RINO-ÓRBITO-CEREBRAL

A Ameaça Negra

ScienciaScripts

**Imprint**
Any brand names and product names mentioned in this book are subject to trademark, brand or patent protection and are trademarks or registered trademarks of their respective holders. The use of brand names, product names, common names, trade names, product descriptions etc. even without a particular marking in this work is in no way to be construed to mean that such names may be regarded as unrestricted in respect of trademark and brand protection legislation and could thus be used by anyone.

Cover image: www.ingimage.com

This book is a translation from the original published under ISBN 978-620-7-64122-2.

Publisher:
Sciencia Scripts
is a trademark of
Dodo Books Indian Ocean Ltd. and OmniScriptum S.R.L publishing group

120 High Road, East Finchley, London, N2 9ED, United Kingdom
Str. Armeneasca 28/1, office 1, Chisinau MD-2012, Republic of Moldova, Europe
Printed at: see last page
**ISBN: 978-620-7-63528-3**

# CONTEÚDO

# INTRODUÇÃO

A mucormicose, também conhecida como ficomicose ou zigomicose, é uma infecção fúngica angioinvasiva oportunista aguda causada por um fungo saprofítico onipresente encontrado no solo, bolores de pão e frutas e vegetais em decomposição. [31] É uma infecção causada por fungos da classe Phycomycetes, que se caracterizam por micélios não septados que apresentam ramificações obtusas ou em ângulo reto. Organismos específicos envolvidos no homem são espécies dos gêneros Mucor, Rhizopus e Absidia, que são membros da ordem Mucorales. [32,33] Estes são -organismos termotolerantes e, portanto, podem crescer a 37°C, enquanto poucas espécies apresentam crescimento mesmo em temperaturas mais altas . [29]

Foram observadas diferentes apresentações clínicas, incluindo infecção gastrointestinal, pulmonar, cardíaca, subcutânea, rinomaxilar, rinocerebroorbital ou disseminada. [35] Microscopicamente, o diagnóstico é geralmente estabelecido pela identificação das hifas características que são grandes, -em forma de fita, irregulares, não septadas ou cenocíticas ou minimamente septadas em cortes de tecido corados com hematoxilina e eosina, ácido periódico de Schiff (PAS) ou metanamina. prata. Os organismos também podem ser cultivados em ágar glicose de Sabouraud ou identificados pelos seus padrões característicos de assimilação de carboidratos.

O homem geralmente apresenta forte resistência natural à infecção por esses organismos, exceto em infecções localizadas ocasionais, como otite mucosa externa, paroníquia e dermatite mucosa. Infecções graves localizadas e sistêmicas são encontradas quase exclusivamente em pacientes com resistência suprimida ou imunodeficiências. O fungo ganha acesso aos tecidos mais profundos rapidamente nos imunocomprometidos e especialmente nos diabéticos, [36] embora doenças hematológicas, neoplasias, insuficiência renal crônica, agentes antineoplásicos, fatores queimaduras graves, leucemia, linfoma, doença renal, septicemia, desidratação profunda, e o tratamento prolongado com esteróides ou antimetabólitos, a desnutrição protéico-energética e a síndrome da imunodeficiência adquirida (AIDS) são alguns fatores predisponentes importantes para a mucormicose. [37] As lesões de mucormicose são caracterizadas por necrose tecidual generalizada e infiltrado inflamatório agudo. Os organismos têm predileção por invadir as paredes dos vasos sanguíneos por extensão direta e produzir trombose vascular. Posteriormente, os tecidos supridos pelos vasos trombosados sofrem necrose isquêmica. Com o tempo, os vasos linfáticos e as veias também são envolvidos. Na maioria dos casos, a doença tem manifestações pulmonares, gastrointestinais ou rinocerebrais. O envolvimento da cavidade oral geralmente aparece como ulceração ou necrose palatina e ocorre como resultado de infecção na cavidade nasal ou nos seios paranasais [38] Os pacientes frequentemente apresentam celulite facial e anestesia, secreção nasal, conchas necróticas, febre, dor de cabeça e letargia. Sem tratamento adequado, a doença se espalha pela órbita. Uma vez dentro do compartimento orbital, os organismos podem estender-se posteriormente ao forame óptico, onde a artéria oftálmica, o nervo oftálmico e o nervo óptico são ameaçados por invasão, edema, inflamação e necrose, levando finalmente ao cérebro e resultando em morte. [39]

A forma mais comum é a forma rinocerebral. Como o termo tradicional de mucormicose "rinocerebral" omite o envolvimento crítico do olho, é utilizado o termo mais abrangente como mucormicose rino-orbital-cerebral (ROCM). [39] A COVID-19 tem sido associada a um aumento significativo na incidência de mucormicose rino-órbito-cerebral, especialmente em pacientes com diabetes mellitus e administração inadvertida de esteróides. A doença acarreta alta mortalidade de 50%. É uma infecção incomum e potencialmente letal que ocorre principalmente em hospedeiros imunocomprometidos e se manifesta na mucosa nasal e nos seios paranasais, podendo envolver o etmóide através do vaso orbitário. Clinicamente, apresenta-se como tecido de escara preta e necrótica. A ROCM começa no nariz e nos seios da face, com rápida disseminação para áreas próximas, principalmente a órbita e o cérebro. Na cavidade nasal e nos seios da face, o muco prefere o envolvimento unilateral. Os locais mais comuns são concha média, seios maxilares, etmoidais e esfenoidais . [40] O fungo adere às paredes elásticas internas dos vasos sanguíneos, causando trombose e oclusão, resultando em isquemia e necrose dos tecidos. A doença pode erodir os ossos e estender-se até os planos perisinais ou através dos canais perivasculares, sendo assim vista fora dos seios da face sem interferir na destruição óssea. Embora a osteomielite fúngica seja muito rara, não há diferença na apresentação clínica entre a osteomielite bacteriana e fúngica, a menos que seja acompanhada de sinusite maxilar. [88] A osteomielite fúngica não parece respeitar as estruturas anatômicas e é considerada mais agressiva na disseminação do que a osteomielite bacteriana e apresenta sintomas como sinusite crônica, dor nasossinusal, inchaço facial/periorbital e congestão ou secreção nasal e ausência de secreção purulenta no ouvido enquanto A bacteriana foi mais frequentemente associada à surdez, dor de ouvido ou secreção no ouvido . A disseminação extra-sinal para a órbita e face pode progredir ainda mais para envolver a fossa infratemporal, o seio cavernoso, a base do crânio e o compartimento intracraniano. [41] Os pacientes afetados geralmente queixam-se de sinais e sintomas como visão turva, inflamação ao redor da órbita, sinusite, dor ou dormência facial, dor de cabeça, proptose, oftalmoplegia e celulite periorbital [17,18]

A progressão tem sido agressiva necessitando de cirurgias mutilantes como exenteração orbital, ressecção palatina e intervenção intracraniana. Portanto, estabelecer um diagnóstico precoce de mucormicose é crucial para iniciar medicação antifúngica agressiva e está ligado à melhoria da sobrevida. [10]

Embora a cultura de tecidos auxilie no diagnóstico, métodos sem cultura, como a reação em cadeia da polimerase quantitativa, também são necessários para um diagnóstico rápido. [42,8] Um ensaio de PCR em tempo real foi desenvolvido para espécies de Rhizopus, Mucor e Cunninghamella visando o gene 28SrRNA.

A tomografia computadorizada revela apenas pansinusite em pacientes com doença rino-órbito-cerebral, portanto, a falta de delineamento dos tecidos moles ou a ausência de infecção mais profunda na tomografia computadorizada não descarta mucormicose. A ressonância magnética (RM) é mais sensível que a tomografia computadorizada para a detecção de estruturas orbitais e intracranianas. [43]

Técnicas radiológicas avançadas envolvendo múltiplas sequências de ressonância magnética, como T1W, T2W com supressão de gordura, T1W com contraste, ponderada em difusão e angiografia por RM, são necessárias para distinguir a mucormicose de outras infecções durante o pico significativo de pacientes com ROCM. investigação crucial na pandemia de COVID. [44]

Apesar do tratamento médico e cirúrgico agressivo, a mortalidade em pacientes com mucormicose pode chegar a 65%.

# HISTÓRIA

O termo "Micose Mucorina" foi cunhado pela primeira vez por Arnold Paltauf em 1885 em um caso envolvendo seios da face, cérebro e trato gastrointestinal. [34] Mais tarde, um patologista americano chamado RDBaker deu o termo mucormicose, também conhecido como zigomicose. Por mais de um século, os fungos Phycomycetes permaneceram um enigma e foram responsabilizados por várias doenças, como anemia perniciosa, carcinoma e pé maduro. O primeiro caso de mucormicose foi descrito por Friedrich Küchenmeister em 1855.34 [Lichtheim] foi o primeiro a estabelecer a patogenicidade de Mucorales em estudos experimentais em coelhos em 1884. Em 1943, Gregory et al publicaram um relato sobre isso nos Estados Unidos com um revisão da literatura. Não houve cura relatada até 1955, quando Harris descreveu um paciente pediátrico que sobreviveu com déficits neurológicos. Em 1955, Bauer et al realizaram experimentos nos quais a mucormicose fulminante foi produzida em coelhos envenenados por aloxana com acidose diabética. suspensão salina que invadiu a mucosa nasal e progrediu para a órbita e cérebro. Animais não diabéticos sofreram uma reação inflamatória aguda local sem invasão de tecido. Estudos de Baker, Elder e Baker e Schofield e Baker produziram resultados semelhantes em coelhos acidóticos infectados por injeção intratecal de. Rhizopus em comparação com controles não acidóticos Eles também demonstraram aumento da patogenicidade fúngica em animais pré-tratados com cortisona. Vários relatórios de 1957 a 1959 sugeriram cuidados de suporte e desbridamento cirúrgico em um esforço para obter curas. Infecções por Rhizopus em coelhos e ratos. Desde 1961, o desbridamento cirúrgico combinado com cuidados de suporte e terapia vigorosa com anfotericina têm sido a base do tratamento da mucormicose rinocerebral.

Durante a pandemia de COVID -19, foi observado um aumento sem precedentes na incidência de mucormicose na Índia. Após o aumento da mucormicose associada à COVID-19 e a diretiva do Governo da Índia, vários estados da Índia tornaram a mucormicose uma doença de notificação obrigatória em maio de 2021.31 [A] principal razão que parece estar facilitando a germinação dos esporos de Mucorales em pessoas com COVID-19 é uma ambiente ideal de baixo oxigênio (hipóxia), glicose alta (diabetes, hiperglicemia de início recente, hiperglicemia induzida por esteróides), meio ácido (acidose metabólica, cetoacidose diabética [CAD]), níveis elevados de ferro (ferritinas aumentadas) e diminuição da atividade fagocítica de glóbulos brancos (leucócitos) devido à imunossupressão.

O diabetes mellitus não controlado é a causa mais comum relatada em todos os estudos, uma vez que a hiperglicemia enfraquece o sistema imunológico, o que aumenta o risco de infecção em um paciente diabético , seguida de história de uso prolongado de corticosteróides.

Os corticosteróides têm um forte efeito anti-inflamatório e são considerados como tendo um papel no tratamento de complicações imunológicas da infecção por COVID-19, embora o tratamento com corticosteróides tenha sido associado a taxas de mortalidade mais elevadas e infecções nosocomiais por influenza e eliminação tardia do vírus para SARS-CoV, juntamente com um aumento risco de superinfecção, incluindo infecções bacterianas, micobacterianas e fúngicas.

# ANATOMIA DA MAXILA

MAXILLA

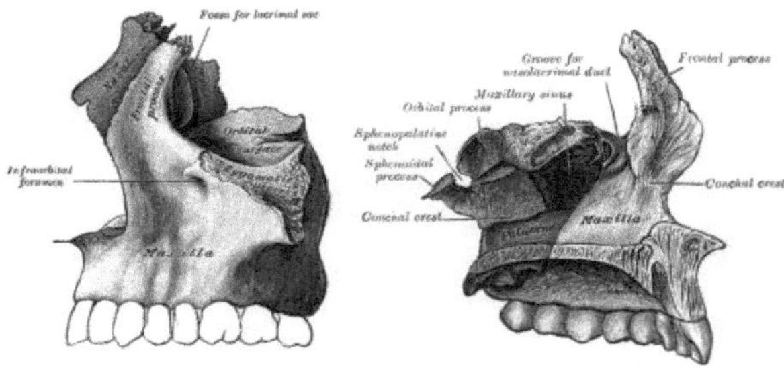

**Fig 1: Osteologia da maxila – Vistas lateral e medial**

## SUPERFÍCIES E RELAÇÕES

- Superfície anterolateral – bochecha
- Superfície posterior – fossa infratemporal e fossa pterigopalatina
- Superfície medial – Parede lateral da cavidade nasal
- Superfície superior – Piso da órbita

## PROCESSOS

- Processo frontal
- Processo zigomático
- Processo alveolar
- Processo Palatino

## PTERYGOPALATINE FOSSA

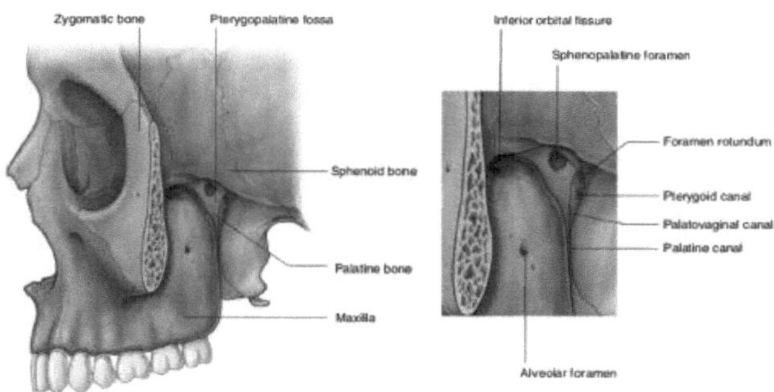


**Fig 2: Fossa pterigopalatina – Limites e Forames**

## LIMITES

- Anteriormente: parede posterior da maxila
- Posterior e Superiormente: Osso Esfenóide
- Medialmente: Superfície lateral do osso palatino com seu processo orbital e esfenoidal

**Tabela 1: Comunicações**

| Forame | Passagem de estrutura | Comunicação para |
|---|---|---|
| Forame Rotundum | Nervo maxilar | Fossa craniana média |
| Canal Pterigóide | Nervo e artéria vidiana | Fossa craniana média |
| Fissura Orbital Inferior | Nervo orbital inferior | Órbita |

| Forame | Passagem de estrutura | Comunicação para |
|---|---|---|
| Canal Palatovaginal | Artéria e nervo faríngeo | Nasofaringe |
| Forame esfenopalatino | Artéria esfenopalatina | Cavidade nasal |
| Fissura pterigomaxilar | Artéria maxilar interna | Fossa infratemporal |
| Canal Palatino | Artéria palatina descendente | Palato |

Conteúdo - Artéria maxilar e seus ramos; Gânglio pterigopalatino; Nervo maxilar; Plexo de veias pterigóideas; Gordo; Linfáticos .

# ANATOMIA DA ÓRBITA

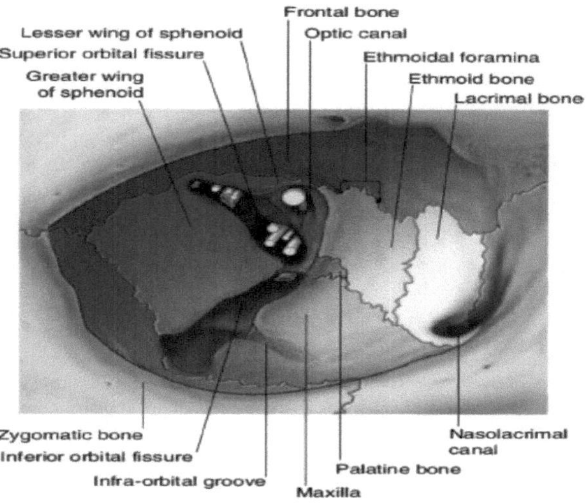


**Fig 3: Osteologia da órbita**

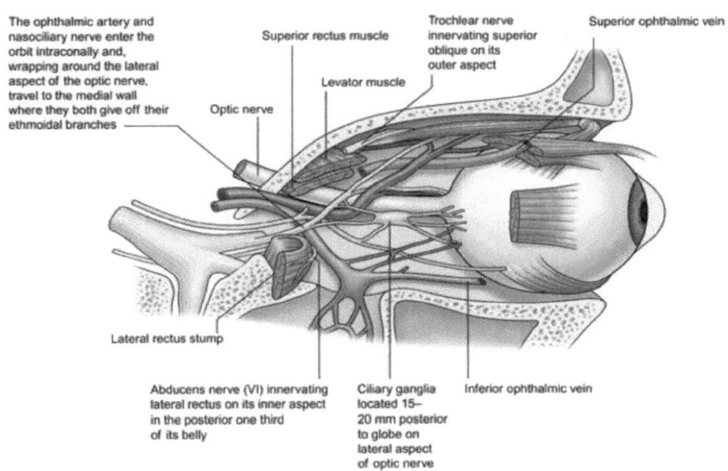


**Fig 4: Conteúdo orbital**

# PATOGÊNESE

## ENTRADA DE PATÓGENO

Os agentes da mucormicose podem entrar nos tecidos do hospedeiro através de vários modos. As barreiras primárias contra a invasão de qualquer patógeno externo incluem mucosa nasal, cavidades sinusais, pele e camadas do endotélio. Normalmente, os Mucorales são incapazes de penetrar na pele intacta. Qualquer ruptura na continuidade da mucosa por trauma ou lesão pode promover adesão fúngica a componentes da camada de células epiteliais basais, como laminina e colágeno tipo IV [45]. A inalação de esporangiósporos de Mucorales é a principal porta de entrada. Em pacientes com queimaduras ou outros traumas/maceração cutânea, os esporos podem penetrar diretamente nos tecidos mais profundos. Os esporos também podem entrar através da aplicação de fitas adesivas não estéreis e curativos cirúrgicos [46,47]. Além disso, os esporos da mucormicose também podem ter acesso através de abaixadores de língua contaminados ou aplicadores de madeira [48]

## GERMINAÇÃO DE ESPOSOS

A germinação de esporos e a formação de hifas são fundamentais para o estabelecimento da infecção no hospedeiro. Em camundongos imunocompetentes, descobriu-se que macrófagos alveolares pulmonares colhidos dos pulmões ingerem e previnem efetivamente a germinação de esporos de R. arrhizus tanto in vitro quanto após infecção intranasal. Em contraste, aqueles derivados de camundongos imunossuprimidos são incapazes de fazê-lo [49]

## APEGO E INVASÃO

O próximo passo é a ligação a matrizes proteicas extracelulares, como laminina e colágeno IV. Qualquer dano às células epiteliais (por exemplo, devido à COVID-19) pode expô-las à interação com esporos inalados/ingeridos [45] Rhizopus spp. também pode se ligar e invadir o endotélio reconhecendo um receptor específico do hospedeiro, a proteína reguladora de glicose 78 (GRP78). Esta proteína de choque térmico é um componente das respostas relacionadas ao estresse do hospedeiro que ajuda na ligação específica de germes de Mucorales através dos ligantes fúngicos da família da proteína de revestimento de esporos (CotH). Durante a infecção por SARS-CoV-2, o estresse do retículo endoplasmático é estimulado, o que impulsiona a síntese de GRP78 [51] . Assim, a regulação positiva de GRP78 aumentada pela proteína spike do SARS-CoV-2 para sua entrada e pelo endotélio difuso é observada em COVID-19 também pode facilitar a fixação e invasão por Mucorales.

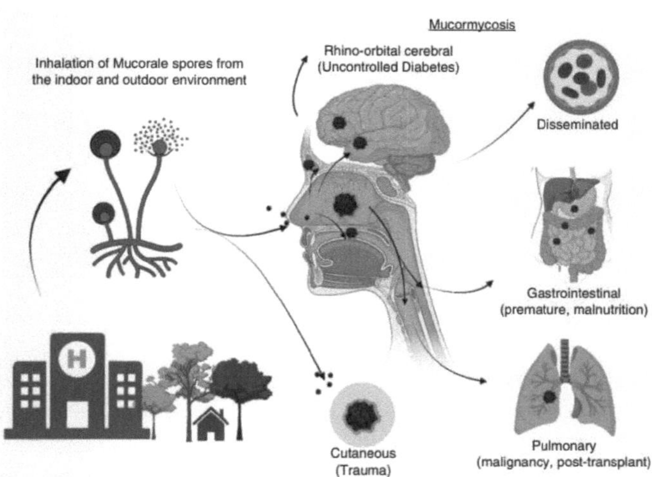


**Fig 5: Visão geral da entrada do patógeno e apresentação clínica na mucormicose**

## IMUNOPATOGÊNESE

Em um hospedeiro saudável, os esporos dormentes/em repouso resistem à morte fagocítica, mas os esporos inchados/em germinação ou as formas hifais são propensos à degradação pelas células do sistema imunológico. Após a penetração endotelial, Mucorales também encontra plaquetas que aderem aos esporos e suprimem a germinação, o que contribui para o dano às hifas, potencialmente dificultando o crescimento do fungo por aderir e danificar as hifas ou indiretamente, pela secreção de citocinas inflamatórias [52] . O papel das citocinas na modificação da resposta do hospedeiro contra Mucorales origina-se de estudos experimentais, a interleucina-1 beta (IL-1β) desempenha um papel fundamental na resposta a fungos patogênicos com um papel significativo na indução de outras respostas pró-inflamatórias, hematopoiese, células Th17 diferenciação, etc. O fator de necrose tumoral α (TNF-α) tem um papel duplo como ativador da resposta inflamatória e imunossupressão, mediando a apoptose do hospedeiro. Ao mesmo tempo, a interleucina-6 medeia o tráfego de leucócitos e a produção de reagentes de fase aguda, ao mesmo tempo que promove a proliferação de células T e respostas de células B. A IL-12 promove a resposta das células Th1, a ativação das células natural killer, a maturação das células dendríticas e a produção de interferon-γ (IFN-γ) e proteínas quimioatrativas como a IL-8 também recrutam células imunes, mediando assim uma resposta imune eficaz [53]

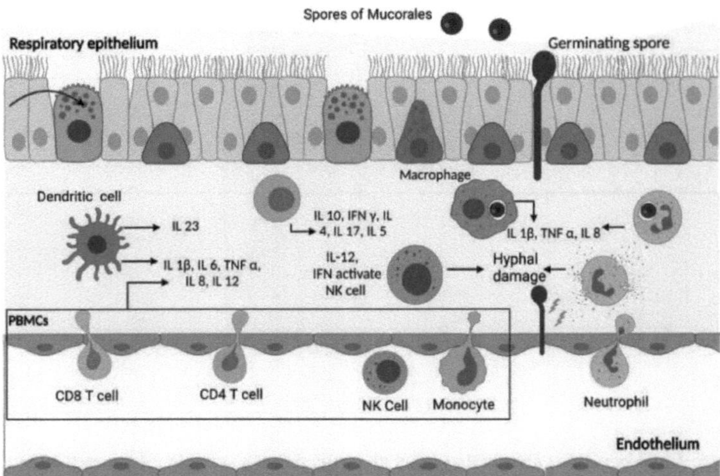


**Fig 6: Representação esquemática das células imunes envolvidas na patogênese da mucormicose**

## FATORES QUE AFETAM A PATOGÊNESE DA MUCORMICOSE EM COVID-19

- Hiperglicemia: O SARS-CoV-2 prejudica a função das células beta pancreáticas e precipita a cetoacidose diabética aguda (CAD) [54], e a CAD foi observada mesmo em casos de DM2.
- Corticosteróides: Foi observada uma maior incidência de infecções por mucormicose em pacientes que receberam corticosteróides durante o tratamento da COVID-19, muitas vezes em termos de doses inadequadas (≥ 6 mg/kg de dexametasona), duração (mais de 10 dias) ou

mesmo quando não indicado [57,55]. A função prejudicada de macrófagos e neutrófilos devido aos esteróides explica a imunidade antifúngica suprimida.

- Metabolismo do ferro: A interação entre partículas virais e hemoglobina perpetua uma cascata de síntese disfuncional de hemoglobina, hemólise e acúmulo de heme com aumento de ferritina sérica em resposta à inflamação. A ativação de macrófagos e a secreção elevada de IL-6 também acentuam a hiperferritinemia. Esse excesso de ferro livre intracelular gera radicais livres que causam destruição endotelial, levando à endotelite, promovendo a invasão fúngica.
- Disfunção imunológica: A depuração mucociliar pelo epitélio nasal é a principal defesa imunológica inata contra microrganismos inalados. Esta depuração é retardada na COVID-19, permitindo que os esporos de Mucorales se fixem no epitélio nasal [56].

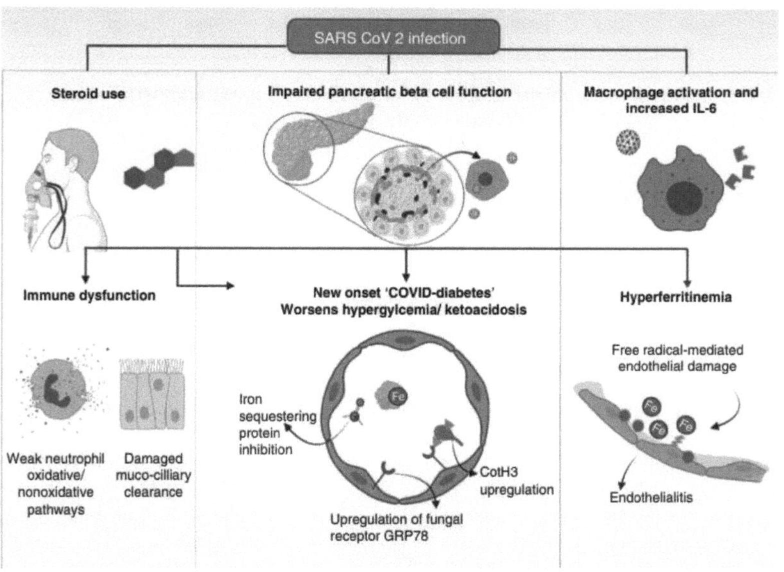


**Fig 7: Fatores que afetam a patogênese da mucormicose em pacientes com infecção por SARS CoV-2**

# DIAGNÓSTICO MICROBIOLÓGICO DA MUCORMICOSE RINO-ÓRBITO-CEREBRAL

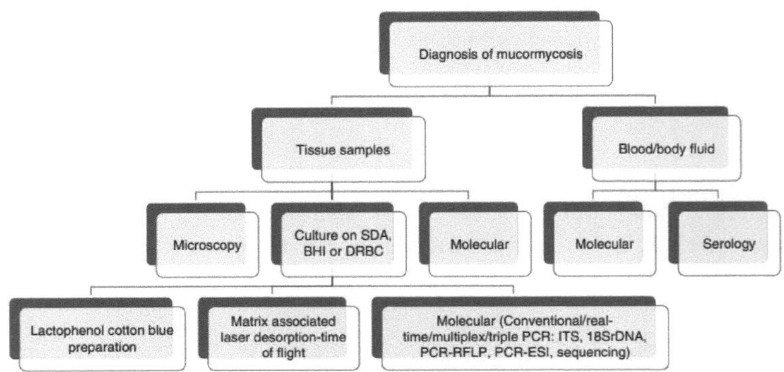


**Fig 8: Fluxograma mostrando as diversas modalidades diagnósticas para diagnóstico de Mucorales**

## COLETA E TRANSPORTE DE AMOSTRAS

Tipo de amostras: Raspagem nasal/biópsia nasal guiada por tomografia computadorizada ou endoscópica (TC), tecido orbital e tecido cerebral. Os esfregaços geralmente não são satisfatórios, pois permitem a secagem das amostras e a perda de viabilidade.

Transporte: As amostras devem ser coletadas assepticamente em recipientes limpos, estéreis e devidamente fechados, entregues ao laboratório em até 2 horas. Se o processamento for atrasado por mais de algumas horas, recomenda-se que as amostras sejam armazenadas sob refrigeração a 4 °C.

## CULTURA

As amostras suspeitas de mucormicose precisam ser provocadas com agulhas estéreis em vez de homogeneizadas devido à natureza altamente friável das hifas asseptadas. Rotineiramente, a inoculação é feita em dois tubos de ágar dextrose de Sabouraud (SDA) contendo antibióticos e um tubo de ágar de infusão de cérebro e coração.

## DIAGNÓSTICO MOLECULAR

A necessidade de técnica molecular surge quando a cultura não produz crescimento de Mucorales ou em casos de infecção simultânea por Aspergillus e Mucorales ou quando os fragmentos esparsos presentes no tecido dificultam a diferenciação histopatológica. A detecção molecular abrange diferentes métodos com sensibilidade variável [PCR e sequenciamento, PCR semi-aninhado, RFLP, qPCR e fusão de alta resolução (HRM) ou espectrometria de massa de ionização por eletrospray (PCR/ESI-MS)]

## DIAGNÓSTICO SOROLÓGICO

Há uma falta de biomarcadores antigênicos comercialmente disponíveis que indiquem mucormicose. Os marcadores como o galactomanano são realmente úteis para descartar o diagnóstico de mucormicose quando há suspeita clínica de um alto índice de infecção fúngica

## TESTE DE METABOLÔMICA-RESPIRAÇÃO

Koshy et al. relataram diferenciação de infecção causada por variantes de R. arrhizus e R. microsporus e da aspergilose com base no perfil respiratório do metabólito volátil, sesquiterpeno em camundongos e casos humanos testados por cromatografia gasosa/espectrometria de massa em tandem [58]. Esta técnica parece fácil, não invasiva e pode ser utilizada para triagem de pacientes de alto risco após validação completa

## TESTE DE SUSCEPTIBILIDADE ANTIFÚNGICA

O principal obstáculo nos testes de suscetibilidade antifúngica de Mucorales é a indisponibilidade de pontos de corte clínicos, o que dificulta a interpretação

## TRIAGEM AMBIENTAL

Mucorales também foram isolados de nichos ambientais como ar e solo. O isolamento do ar é preferencialmente realizado utilizando DRBC com meio benomil, que é seletivo para Mucorales [59]

# DIAGNÓSTICO HISTOPATOLOGICO DE MUCORMICOSE RINO-ÓRBITO-CEREBRAL

## CARACTERÍSTICAS HISTOPATOLÓGICAS

➤ **Aparência Bruta**

As amostras recebidas para exame histopatológico incluem desbridamentos de tecido nasossinusal por cirurgia endoscópica, desbridamentos de tecidos moles, maxilectomias e exenterações orbitais. No exame macroscópico, os tecidos envolvidos parecem necróticos com uma descoloração enegrecida. A necrose gordurosa, se presente, tem uma aparência esbranquiçada

➤ **Recursos microscópicos**

- MORFOLOGIA DE PERFIS DE FUNGOS

Em cortes corados com hematoxilina e eosina, os Mucorales apresentam caracteristicamente hifas anfofílicas não pigmentadas com paredes finas, conferindo uma aparência pálida e translúcida. Eles são frequentemente dobrados uns sobre os outros ou parecem enrugados e mostram um padrão aleatório de ramificação em vários ângulos (45° a 90°).

Os perfis fúngicos de Mucor são muitas vezes erroneamente considerados asseptados, mas mostram septos ocasionais e, portanto, o termo pauciseptado. Agregados de hifas fúngicas vistos em espaços vazios são conhecidos como bolas fúngicas; raramente podem mostrar a presença de esporângios ou esporangiósporos. Eles estão frequentemente presentes no conteúdo necrótico do seio maxilar.

- REAÇÃO DO TECIDO HOSPEDEIRO

A angioinvasão é a marca registrada da doença. Vasos sanguíneos pequenos, intermediários e grandes apresentam oclusão de seu lúmen, com hifas fúngicas presentes nas paredes dos vasos e enredadas nos trombos luminais.

A disseminação perineural é outra característica da mucormicose invasiva. Foi identificado como um preditor da extensão avançada da invasão dos tecidos moles, incluindo músculo esquelético e tecido fibroadiposo, e extensão para o sistema nervoso central.

## DIAGNÓSTICO DIFERENCIAL

O diagnóstico diferencial inclui outras infecções fúngicas como Aspergillus e fungos caracterizados por pseudo-hifas e formas de levedura, viz. Cândida. Tanto Aspergillus quanto Candida podem causar ceratite fúngica e endoftalmite em pacientes imunossuprimidos

Aspergillus spp. septos proeminentes e ramificação dicotômica em ângulo agudo. Os conídios, ou corpos de frutificação, de Aspergillus, quando presentes, ajudam a distinguir a aspergilose invasiva da mucormicose.

A candidíase é caracterizada pela presença de pseudo-hifas estreitas e formas ovóides de levedura que apresentam brotamento. O padrão de inflamação é não granulomatoso com mais frequência do que a inflamação granulomatosa .

## EXAME INTRAOPERATÓRIO

Os patologistas podem ser chamados para exame intraoperatório, ou seja, exame de congelação para diagnóstico primário para facilitar o desbridamento cirúrgico imediato e avaliar as margens de ressecção para hifas fúngicas. Contudo, a sensibilidade para detecção de Mucorales (74%) é ligeiramente inferior à de Aspergillus (81%) [60].

## TÉCNICAS AUXILIARES DE DIAGNÓSTICO

A baixa sensibilidade dos métodos de cultura fúngica e a presença frequente apenas de hifas fúngicas degeneradas ou inchadas e fragmentadas podem dificultar o diagnóstico preciso em amostras histopatológicas. Técnicas auxiliares de diagnóstico podem ser valiosas em tais situações

## **IMUNO-HISTOQUÍMICA** (IHQ)

É outra técnica na qual os antígenos proteicos alvo são detectados em tecidos fixados em formalina e embebidos em parafina, utilizando um anticorpo que se liga especificamente ao alvo, seguido pela etapa de amplificação e detecção do sinal. Estudos demonstraram que a IHC utilizando anticorpos primários monoclonais anti-Rhizopus e anti-Aspergillus tem alta sensibilidade e especificidade para diferenciar entre aspergilose e mucormicose [61,62]

**TÉCNICAS DE DIAGNÓSTICO MOLECULAR**

eles auxiliam na detecção de mucormicetos em amostras de tecido para confirmação do diagnóstico quando a histopatologia não é conclusiva. Eles podem ser aplicados em tecidos frescos ou fixados em formalina.

**MICROSCÓPIO ELETRÔNICO**

A microscopia eletrônica de varredura de culturas fúngicas pode ajudar a diferenciar as várias espécies de Rhizopus. No entanto, a utilidade dos diagnósticos clínicos de rotina

**CORAÇÃO DE KOH PARA MUCORMICOSE**

A microscopia KOH foi realizada com KOH 10% ou 20% e incubada a 37 °C e 25 °C por 28 dias. O maior número de casos positivos pela microscopia KOH foi encontrado em amostras de tecido, que foi significativamente maior quando comparado com swabs nasais e crostas [63] . A acurácia diagnóstica da montagem KOH para Mucorales foi de 70,3%

# IMAGEM NA MUCORMICOSE RINO-ÓRBITO-CEREBRAL (ROCM)

➢ **Papel da imagem**

Os exames de imagem desempenham um papel crucial na detecção precoce da doença. Ajuda na avaliação da extensão da doença, no planejamento da cirurgia e na avaliação de acompanhamento. A tomografia computadorizada (TC) e a ressonância magnética (RM) são úteis para fazer um diagnóstico rápido de ROCM. Como a ressonância magnética oferece melhor resolução dos tecidos moles do que a tomografia computadorizada, ela fornece uma excelente visualização da invasão e envolvimento dos tecidos moles orbitais, fossa infratemporal, estruturas intracranianas, invasão perineural e oclusão vascular.

➢ **TÉCNICA DE TOMOGRAFIA COMPUTADORIZADA (TC)**

As tomografias computadorizadas simples e com contraste do SNP e da cavidade nasal são realizadas pela instilação de contraste iodado não iônico na dose de 1–1,25 mL/kg de peso corporal, nas fases arterial e venosa.

Finas seções espirais axiais de 1 a 2 mm de espessura são obtidas e avaliadas em janelas de tecidos moles e ósseas. Os cortes axiais das imagens multiplanares assim obtidas são reformatados em planos coronal e sagital. Em casos de suspeita de oclusão da artéria carótida interna, é realizada uma angiotomografia computadorizada.

Os mucor apresentam graus variados de opacifcação sinusal, sendo a maioria de natureza tumefativa [69] . Os achados iniciais incluem mucosa do septo nasal ulcerada ou enfisematosa e conchas nasais. Observa-se espessamento inflamatório da mucosa nasal e dos seios da face, com ou sem nível de líquido [65,66] . A TC tem maior resolução na captação de erosões ósseas. Destruição do septo nasal, erosões dos cornetos, erosão do fundo do seio maxilar e redução da densidade do osso alveolar maxilar ao redor dos alvéolos dentários e palato duro devido a infiltrações e erosões podem ocorrer isoladamente ou em várias combinações.

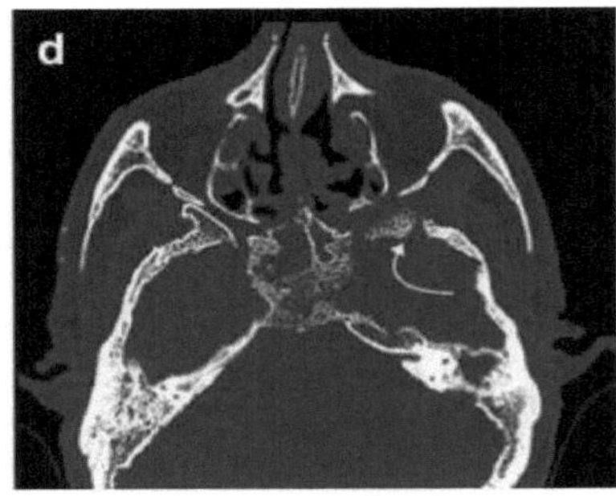


**Fig 9: Janela óssea de imagens axiais de TC mostrando erosão do clivus, pterigóide esquerdo e asa esfenoidal esquerda**

## ➢ TÉCNICA DE IMAGEM POR RESSONÂNCIA MAGNÉTICA (MRI)

O exame de ressonância magnética (RM) dos seios paranasais (SNP) e da cavidade nasal é feito em posição supina com bobinas dedicadas para cabeça e pescoço. Certifique-se de que o campo de visão inclui seios cavernosos e órbitas. Os primeiros achados na ressonância magnética na mucormicose incluem espessamento inflamatório da mucosa da cavidade nasal e seios da face com ou sem nível de líquido. É observada inflamação dos tecidos moles dos planos de gordura peri-antrais, como os planos de gordura pré-maxilar e retromaxilar. Na imagem pós-contraste com realce de gadolínio (T1 com supressão de gordura mais contraste), a falta de realce de contraste é altamente sugestiva de necrose tecidual. É sinal de sinusite fúngica angioinvasiva ("sinal da concha preta") [67] . Nas imagens pós-contraste, a invasão direta e os tecidos moles fúngicos não melhorarão; em vez disso, a inflamação secundária aumentará. A margem de realce correlaciona-se com o plano do tecido inflamatório viável durante o desbridamento cirúrgico.

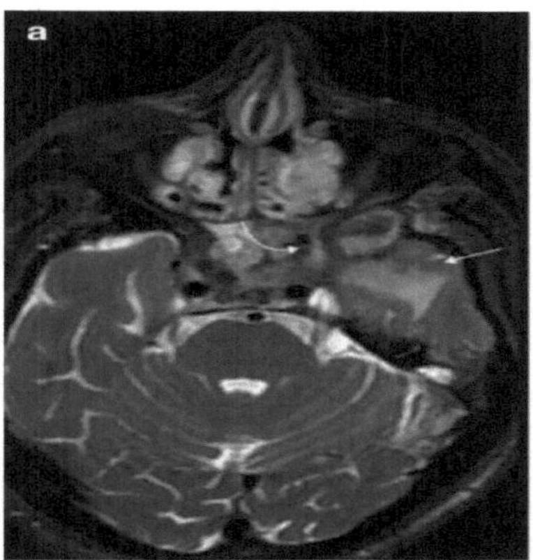


**Fig 10: RM T2FS axial mostrando osteonecrose do clivus e cunha pterigóidea esquerda e erosão da asa esfenoidal esquerda (setas curvas) com formação de abscesso no lobo temporal esquerdo (seta)**

# MANEJO MÉDICO DE PACIENTES COM MUCORMICOSE RINO-ÓRBITO-CEREBRAL

## ➢ AVALIAÇÃO DO PACIENTE

### 1. Avaliação inicial

Todos os pacientes internados no hospital são minuciosamente investigados nas primeiras 24 horas para saber a extensão da doença. Devem ser enviadas coloração com KOH, culturas fúngicas e bacterianas das áreas afetadas e testes moleculares rápidos. Tomografia computadorizada e ressonância magnética são solicitadas para determinar o estágio da doença. Pacientes com envolvimento extenso dos seios da face, órbita e cérebro precisam ser tratados de forma mais agressiva, pois o mucor dá muito pouco tempo para salvar a vida.

### 2. Tratamento de COVID

- A data exata do início da infecção

É necessário saber a data exata do início da doença, pois a probabilidade de desenvolver tempestades de citocinas diminui com o passar do tempo.

- Tratamento Hospitalar (UTI/HDU/Enfermaria) ou Isolamento Domiciliar

A história anterior de hospitalização por COVID nos ajuda a conhecer a natureza e a extensão da pneumonia por COVID, a necessidade de oxigênio e o envolvimento de outros órgãos. Pacientes previamente hospitalizados são mais propensos a ter infecções bacterianas adquiridas no hospital. Portanto, isso nos ajuda a decidir a seleção empírica de antibióticos até termos os relatórios de cultura

- Uso de esteróides

A história do uso de esteróides tem uma implicação importante. Devemos anotar a dose e a duração do esteróide. As indicações do uso de esteróides durante o tratamento de

COVID também devem ser documentadas

- Uso de imunossupressores

A pneumonia grave por COVID nos impôs o uso de imunossupressores para controlar a resposta imunológica desregulada do hospedeiro. Muitos pacientes com COVID-19 grave não respondem aos esteróides e outras terapias adjuvantes. A magnitude da tempestade de citocinas obriga o profissional de saúde a usar imunossupressores para salvar vidas humanas em casos limitados. Há uma infinidade de imunossupressores usados nesta pandemia, como tocilizumabe, bevacizumabe, tofacitinibe e baricitinibe. Esses medicamentos nos ajudaram a salvar alguns pacientes, mas colocaram os pacientes em risco de infecções oportunistas ao diminuir a imunidade do hospedeiro. Portanto, o conhecimento de seu uso nos ajuda a adequar o tratamento

- Respiratório

Avaliação Uma avaliação cuidadosa do sistema respiratório deve ser feita, pois a necessidade de oxigênio do paciente afeta seriamente os protocolos de tratamento. A tomografia computadorizada de tórax de alta resolução deve ser realizada em todos esses pacientes para conhecer o índice de gravidade da pneumonia por COVID por TC

Com envolvimento dos pulmões, embora raro, temos visto casos de pneumonia fúngica nesta pandemia

**3. Exames de sangue**

Todos os pacientes que sofrem de mucormicose devem ser submetidos a exames de sangue de rotina, como hemograma completo, testes de função renal, testes de função hepática, testes de função tireoidiana, hemoglobina glicosilada, proteína C reativa quantitativa e D-dímero. A dosagem de procalcitonina, hemocultura, urocultura e galactomanana também deve ser realizada em pacientes gravemente enfermos.

➢ **GERENCIAMENTO**

- Gestão de Mucor

Para os pacientes que não estão preparados para a cirurgia, o tratamento médico continua até que estejam aptos para a cirurgia. A cirurgia deve ser planejada tão cedo quanto as condições permitirem.

- Tratamento da pneumonia por COVID

Inclui anticoagulação, oxigênio e suporte ventilatório para todos os pacientes que sofrem de pneumonia ativa por COVID. Os esteróides devem ser evitados tanto quanto possível se o paciente não estiver recebendo oxigênio suplementar ou terapia ventilatória. Pacientes que necessitam de oxigênio suplementar e terapia ventilatória, os esteróides podem ser considerados em doses mínimas possíveis, ou seja, 0,5 mg/kg de metilprednisolona.

Antibióticos: O uso rotineiro e prolongado de antibióticos de amplo espectro deve ser desencorajado. Antibióticos de amplo espectro podem ser considerados empiricamente em pacientes gravemente enfermos até que se aguarde o laudo da cultura bacteriana.

- Gestão da Diabetes

Níveis elevados de açúcar no sangue, esteróides, desnutrição, imunossupressão e infecção por COVID-19 por si só preparam o terreno para a mucormicose. Portanto, é imperativo controlar rigorosamente os níveis de açúcar no sangue para prevenir o aparecimento de mucormicose e prevenir suas complicações. Os princípios básicos para o controle do diabetes nesses pacientes são os seguintes

1. A infusão de insulina é a base da terapia para pacientes gravemente enfermos que necessitam de vasopressores e suporte ventilatório e com níveis de açúcar no sangue muito elevados, superiores a 400 [73,74]

2. O regime de bolus basal é ideal para todos os pacientes estáveis que fazem refeições regulares ou recebem alimentação RT.

3. Os agentes hipoglicémicos orais podem ser adjuvantes em doentes estáveis com

diabetes previamente controlada ou que necessitem de grandes doses de terapêutica com insulina. Os secretagogos de insulina de ação prolongada e os inibidores do SGLT2 devem ser evitados [75]. Os inibidores da DPP4 e a metformina podem ajudar a controlar o diabetes nesses pacientes [75].

- Anticoagulação em COVID

Os pacientes que estão tomando terapias anticoagulantes ou antiplaquetárias para seus distúrbios médicos devem continuar com esses medicamentos se contraírem infecção por COVID-19, uma vez que a COVID-19 leva à trombose na microvasulatura dos pulmões e de outros órgãos internos, levando a alterações isquêmicas. Estas alterações isquémicas podem manifestar-se como tromboembolismo pulmonar, trombose venosa profunda, enfarte do miocárdio, acidente vascular cerebral isquémico e trombose da artéria renal em casos raros. A heparina de baixo peso molecular é o agente preferido para anticoagulação. A dose terapêutica é de 1 mg/kg/dose duas vezes ao dia. A heparina não fracionada pode ser usada em pacientes com função renal alterada com monitorização seriada do aPTT. O aPTT deve ser mantido em torno do dobro do limite superior normal .

# TERAPIA ANTIFÚNGICA NA MUCORMICOSE RINO-ÓRBITO-CEREBRAL (ROCM)

**POLIENOS**

- A anfotericina B foi incorporada ao tratamento da mucormicose nos últimos 60 anos, com todos os medicamentos subsequentes sendo comparados a ela como o ouro
- O mecanismo de ação envolve a anfotericina B. Liga-se ao ergosterol na membrana celular do fungo, levando ao aumento da permeabilidade da membrana, o que causa vazamento do conteúdo intracelular.
- Dosagem e Administração:
  - A dose de desoxicolato de anfotericina B é de 0,7–1 mg/kg/dia.
  - Complexo lipídico de anfotericina B e emulsões lipídicas de anfotericina B 5 mg/ kg/dia
  - CORDEIRO é 5–10 mg/kg/dia. A dose para envolvimento intracraniano é de 10 mg/kg/dia
- Resistência e infecções inovadoras: Certos Mucorales como Apophysomyces e Cunninghamella apresentam CIMs elevados para Anfotericina B, levando à falha do tratamento. Cerca de 10% dos casos de mucormicose apresentam coinfecção por Aspergillus, principalmente A. favus, que apresenta resistência intrínseca à Anfotericina B, levando à falha terapêutica [77].
- As diretrizes da OMS de 2018 observaram que a anfotericina B lipossomal foi preferida como formulação ao desoxicolato de anfotericina B, considerando

eficácia equivalente e melhor segurança [76]

## AZÓIS

- Mecanismo de ação: Os azóis inibem a desmetilação C-14α do lanosterol em fungos, ligando-se a uma das enzimas do citocromo P-450, levando ao acúmulo de metilesteróis C-14α e à redução das concentrações de ergosterol, essencial para a membrana citoplasmática do fungo.

## POSACONAZOL

- Posaconazol é um triazol de espectro estendido com ação contra Candida, Aspergillus e Zygomycetes. Dosagem:
- Suspensão: 200 mg QID/ 400 mg BD.
- Comprimido e intravenoso: Dose de ataque – 300 mg BD seguido de 300 mg por dia.
- Resistência: Posaconazol tem atividade in vitro variável contra Mucorales, que depende da espécie. Enquanto Mucor spp. são mais responsivos ao posaconazol, Rhizopus spp. é menos suscetível [78].

## ISAVUCONAZOL

- O sulfato de isavuconazônio é um pró-fármaco solúvel em água do isavuconazol, um triazol de segunda geração de amplo espectro.
- Formulações Oral: 200 mg Intravenosa: 200 mg
- Resistência: Mucor circinelloides e Rhizopus oryzae apresentam CIMs elevados; portanto, a identificação das espécies e os testes de suscetibilidade são recomendados [79,80]

## TRATAMENTOS ADJUNTIVOS

- **Deferasirox:**

Mucor, especialmente Rhizopus, não consegue sintetizar sideróforos de hidroxamato, portanto, depende do ferro livre que é absorvido pela Rhizoferrina, da qual as permeases de ferro liberam ferro. A hemooxigenase aumenta o potencial angioinvasivo deste fungo. O deferasirox quela o ferro, privando assim o fungo de ferro, que é crítico para o seu crescimento e patogenicidade. Possui atividade fungicida independente contra espécies de Rhizopus, mas menos para espécies de Mucor e Cunninghamella

- **Caspofungina:**

A caspofungina pode interromper a BG, aumentando assim a penetração do polieno, aumentando a ação dos leucócitos polimorfonucleares, retardando a flamentação, alterando o conteúdo da parede celular, reduzindo a virulência e melhorando as respostas do hospedeiro. Verificou-se que é benéfico para o envolvimento rino-orbital por Rhizopus em pacientes não neutropênicos [81]

- **Oxigênio hiperbárico**

Descobriu-se que a oxigenoterapia hiperbárica é uma terapia adjuvante benéfica para a mucormicose, particularmente em pacientes diabéticos com ROCM. O aumento da pressão parcial de oxigênio obtido com a terapia hiperbárica melhora o efeito antifúngico, a atividade dos neutrófilos, a cicatrização tecidual e a morte oxidativa pela anfotericina B. É mais eficaz para a mucormicose pós-traumática.

- **Estatinas:**

As estatinas demonstraram atividade in vitro e in vivo contra Rhizopus spp. para redução da virulência [83.] .A interação medicamentosa com azóis deve ser considerada durante o uso de estatinas.

Aspirina: O ácido acetilsalicílico é um medicamento antiinflamatório e antimitocondrial que também tem como alvo o desenvolvimento de esporângios de Mucor circinelloides [82] . É utilizado como terapia adjuvante na mucormicose. Também pode beneficiar na redução dos efeitos trombóticos da invasão vascular fúngica

- **Aspirina:**

O ácido acetilsalicílico é um medicamento antiinflamatório e antimitocondrial que também tem como alvo o desenvolvimento de esporângios de Mucor circinelloides [82] . É utilizado como terapia adjuvante na mucormicose. Também pode beneficiar na redução dos efeitos trombóticos da invasão vascular fúngica

- **Tratamento Step-Down ou Step-Up**

Os pacientes que melhoraram ou estão estáveis com anfotericina B podem fazer a transição para o tratamento oral com Azóis, ou aqueles que não melhoraram podem ser submetidos a tratamento de resgate com Azóis. Isto cria incerteza sobre o papel exato dos Azóis como tratamento redutor ou intensificador.

- **Papel da terapia combinada**

Não existem dados definitivos para recomendar a terapia combinada antifúngica, mas tem sido cada vez mais utilizada para aumentar o efeito antifúngico precoce, especialmente para beneficiar aqueles com maior risco de resultados desfavoráveis e aqueles que podem ter Mucorales relativamente resistentes ou ter uma co-infecção com Aspergillus. Embora possa haver antagonismo entre os Azóis e o AMB, o papel do Azol pode ser visto como o de um medicamento de apoio devido às prováveis interrupções no tratamento do AMB devido à toxicidade e aos fornecimentos erráticos.

- **Duração da terapia**

Requer semanas a meses de terapia. Em geral, a terapia deve ser continuada até a resolução dos sinais e sintomas de infecção, melhora radiológica substancial, resultados normais em exames repetidos por um especialista em ouvido, nariz e garganta e oftalmologista, avaliação microbiológica e histológica. A duração do tratamento deve ser personalizada, garantindo a adequação do desbridamento cirúrgico e a resolução das causas subjacentes. Os pacientes que apresentam recidiva após a suspensão do tratamento ou permanecem gravemente imunocomprometidos necessitam de novo tratamento ou profilaxia secundária, respectivamente.

# TRATAMENTO CIRÚRGICO DA MUCORMICOSE RINO-ÓRBITO-CEREBRAL

## ➢ PROCEDIMENTOS BÁSICOS DE CIRURGIA ENDOSCÓPICA DO SEIO

É possível entendê-lo em três passos ou passagens.

**Primeira passagem**

São usados o endoscópio padrão de 4 mm e a câmera de imagem 1S. A concha nasal inferior, septo, nasofaringe, taurus tubarius, meato inferior e entrada do ducto nasolacrimal são todos examinados durante a primeira passagem.

**Segunda passagem**

O endoscópio é negociado entre o septo e a concha média na segunda passagem para inspecionar o recesso esfenoetmoidal. Uma abertura distinta do seio esfenoidal pode ser notada ocasionalmente. A concha nasal superior e o óstio esfenoidal podem ser vistos.

**Terceira passagem**

O meato médio é visualizado na terceira passagem, juntamente com seu conteúdo que inclui o processo uncinado, bolha etmoidal, hiato semilunar e área infundibular. As diversas passagens descritas acima auxiliam na avaliação preliminar de toda a estrutura da cavidade nasal.

**ETAPAS DA CIRURGIA**

**1. Uncinectomia e depuração do seio maxilar**

O primeiro passo durante a cirurgia endoscópica dos seios da face é a remoção do processo uncinado. O processo uncinado é suavemente evertido usando um ponteiro esférico. Uma pinça de calúnia é passada para dentro do hiato semilunar para envolvê-lo sob a borda livre do processo uncinado. Em seguida, é estabilizado e as mandíbulas são fechadas para perfurar a parte inferior do processo uncinado. O seio maxilar é então penetrado com uma sucção curva. A parte horizontal restante do processo uncinado é então fraturada medialmente usando a sucção curva. Uma vez mobilizada, essa parte é removida com pinça ou microdebridador. O óstio do seio maxilar é alargado e o tecido inflamatório do antro é limpo com microdebridador. Uma ampla antrostomia é criada e um seio amplamente aberto pode ser visualizado. A próxima etapa envolve completar a uncinectomia. Um dissecador rombudo, uma faca em forma de foice com a ponta apontando medialmente, um microdebridador ou uma pinça de corte virada para cima podem ser usados. O objetivo é remover cuidadosamente o osso fino e a mucosa, evitando qualquer ruptura na lâmina pap

**2. Seio Frontal**

O remanescente superior do processo uncinado é removido para aproximar-se do seio frontal. Agger nasi é um ponto de referência vital para alcançar o bico frontal. A parede medial do agger nasi é marcada pelo processo uncinado e pelo processo frontal da maxila. O bico frontal é identificado, um endoscópio de 70 graus e uma sucção curva são usados para limpar tecido inflamatório e secreção mucopurulenta dos seios frontais. É obtida uma visão clara do enorme seio frontal.

**3. Etmoidectomia**

Ao passar um ponteiro esférico posterior à Bulla, ela é fraturada anteriormente. As fixações ósseas mediais e laterais da bolha são removidas. O osso fino superior é removido e a artéria etmoidal anterior pode ser vista correndo na base do crânio. A abertura do etmóide posterior expõe a parede anterior do seio esfenoidal.

**4. Seio Esfenoidal**

A metade inferior da concha superior é ressecada e o óstio natural do seio esfenoidal fica visível. Uma vez identificada, a abertura do seio esfenoidal é alargada e qualquer tecido inflamatório nos seios esfenoidais é eliminado. Casos agressivos de ROCM podem envolver o osso do seio esfenoidal e podem ser facilmente detectados na ressonância magnética.

➢ **ABORDAGEM DA FOSSA PTERIGOPALATINA, PROCESSO PTERIGÓIDE, FOSSA INFRATEMPORAL E ETAPAS DA ÓRBITA DA CIRURGIA PARA FPP**

A maxilectomia medial modificada de Denker é o primeiro procedimento cirúrgico mais importante para abordar a FPP. Alfred Denker descreveu originalmente a maxilectomia anteromedial em 1906. Ela foi posteriormente modificada para a técnica endonasal por Sturmann e Canfield para evoluir para a técnica endoscópica atual

**PASSOS**

- O nariz é examinado e a borda da abertura piriforme é palpada. A área anterior à intersecção da cabeça da concha inferior com a parede lateral serve como ponto de referência para a localização da abertura piriforme.
- A concha inferior é excisada com tesoura ou ablacionada com coblator. Após a remoção da concha inferior, a abertura piriforme é palpada com o dissector e uma incisão nítida é feita. A mucosa é dividida verticalmente e as faps mucoperiosteais são levantadas.
- A dissecção subperiosteal da abertura piriforme continua até que a parede anterior da maxila seja alcançada. Tanto o nervo alveolar ântero-superior quanto os nervos infraorbitais são preservados pela elevação do fap. É importante permanecer no osso durante a dissecção, pois a entrada no tecido mole anterior à borda piriforme pode causar lesões na cartilagem alar. O limite lateral de exposição depende da gravidade da doença.
- A parede anterolateral da maxila é perfurada para criar uma janela na parede anterior da maxila, inferior ao forame infraorbital. Este ponto de referência protege os nervos alveolares infraorbital e ântero-superior de lesões, além de impedir a entrada na órbita.

- O seio maxilar é limpo de material necrótico e secreções infectadas. A borda inferior do osso é perfurada rente ao assoalho da cavidade nasal
- A saída da artéria esfenopalatina é avaliada e o osso da parede anterior do forame esfenopalatino é removido com rongeur de Kerrison para expor a fossa pterigopalatina.
- A parede posterior parece intacta, mas uma vez removida, a fossa pterigopalatina está envolvida com a doença. A artéria maxilar é localizada e exposta, e clipes Karl Storz Liga são aplicados sobre a parte mais lateral da artéria. A fossa pterigopalatina é examinada e qualquer tecido não saudável é removido.

## ➤ ABORDAGEM DO PROCESSO PTERIGÓIDE E DA FOSSA INFRATEMPORAL

- A fossa infratemporal pode ser exposta removendo-se a parede posterior da maxila desde a base até o teto. O óstio do seio esfenoidal é alargado lateralmente e o recesso lateral do seio esfenoidal é aberto [68]
- A artéria maxilar interna é dividida e o processo pterigóideo é exposto para entrar na fossa infratemporal. O processo pterigóide é perfurado, o osso medular do pterigóide é exposto e o tecido necrótico é desbridado [69]
- A fossa infratemporal pode ser acessada para remover o tecido necrótico. Se a doença se espalhou para a fossa infratemporal, é necessária mais dissecção lateral para expor o osso que forma o assoalho da fossa craniana média, que é o limite superior da fossa infratemporal.
- O limite lateral é alcançado quando o músculo temporal orientado verticalmente pode ser visualizado em um plano vertical. É importante preservar a área que apresenta realce e desbridar apenas a parte necrótica.
- A fossa infratemporal contém estruturas importantes como os músculos pterigóides, o nervo mandibular (V3), a artéria maxilar interna, a bainha carótida,

a veia jugular interna e os nervos cranianos. A remoção de muito tecido da fossa infratemporal levará a uma morbidade significativa.

- Portanto, a área que apresenta realce é tratada com anfotericina B intravenosa.

➢ **FOLGA ORBITAL**

- Uma maxilectomia medial modificada e desbridamento da fossa pterigopalatina é um pré-requisito para a depuração orbital. O próximo passo é a etmoidectomia completa, abrindo e ampliando o óstio do seio esfenoidal para obter melhor exposição.
- Em casos de doença extensa, a gordura pode ser observada prolapsando assim que a lâmina papirácea é removida. Nos casos em que a periórbita é espessa, é feita uma incisão sobre ela para avaliar o conteúdo orbital. A incisão periorbital é gradualmente aprofundada para permitir o prolapso da gordura para a cavidade nasal. A gordura é posteriormente provocada e a periórbita também é removida. A gordura doente é desbridada, enquanto o músculo não. Os músculos geralmente são os últimos a serem envolvidos, por isso não são perturbados.

**Vantagens da maxilectomia medial de Denker**

- É necessário alcançar a fossa FPP e, na doença extensa, a fossa infratemporal também pode ser desobstruída.
- Também permite mais acesso, o que facilita a eliminação de doenças orbitais ou intracranianas.
- Foi, portanto, a base do manejo do muco na maioria dos casos durante o muco endêmico na Índia. Apenas aqueles casos em múltiplas sequências de ressonância magnética que não mostraram sinais de disseminação além dos seios da face foram excluídos. No entanto, devido à natureza agressiva da doença durante a segunda onda da pandemia de Covid na Índia, tais casos eram extremamente raros

# CIRURGIA ABERTA NA MUCORMICOSE RINO-ORBITOCEREBRAL

## ➢ ABORDAGEM SUBLABIAL

- A abordagem permite boa exposição da parede anterior da maxila. A incisão é feita 3–5 mm acima do sulco gengivo-bucal superior e aprofundada até a parede anterior da maxila. O elevador de periósteo é usado para elevar o tecido da parede anterior da maxila. Freqüentemente, o pus pode ser encontrado coletando-se subperiostealmente através dos forames infraorbitais [70,71] .
- A fossa canina é usada para entrar no seio maxilar na abordagem Caldwell Luc por cinzel, osteótomo ou broca. O alargamento da janela da parede anterior é feito em todas as direções com rongeur Kerrison, cortador de osso ou broca.
- O procedimento permite a remoção simultânea de tecido subcutâneo não saudável, parede medial, superior e posterior da maxila. A ferida é fechada com sutura vicryl 3-0 em camada
- As limitações para a abordagem sublabial são a exposição da parte súpero-lateral da parede anterior da maxila, parte superior do etmóide

## ➢ ABORDAGEM DE RINOTOMIA LATERAL

- É a melhor abordagem aberta para lidar com a patologia nasossinusal. O procedimento permite a exposição da maxila completa, do conteúdo anterior da maxila, do espaço retromaxilar (fossa infratemporal, fossa pterigomaxilar), da cavidade nasal e dos seios etmoidal e esfenoidal.
- A incisão é feita ao longo do sulco nasofacial do canto medial. A incisão é curvada ao redor da asa nasal. A incisão é aprofundada até o processo frontal da maxila e

abertura piriforme. A cavidade nasal está sendo acessada ao longo da abertura piriforme. O fap medial é fixado com sutura anterior para facilitar o manuseio do tecido nasal. O saco lacrimal está sendo retirado da fossa lacrimal. O ducto nasolacrimal é cortado com um instrumento pontiagudo. O fap é elevado subperiostealmente para expor a parede anterior da maxila.

- Após a incisão labial, o fap lateral é refletido lateralmente. O desbridamento do tecido é realizado até que a necrose clínica seja encontrada. Na maxilectomia total, a osteotomia é feita ao nível do processo frontal da maxila, arco zigomático, palato duro e áreas retromaxilares para separar o osso maxilar dos tecidos circundantes [72].
- O procedimento apresenta certas limitações no tratamento do conteúdo orbital lateral, osso zigomático e fossa temporal, e no caso de necessidade de exenteração orbital simultânea.

## ➢ ABORDAGEM DE WEBER FERGUSON [72]

- Permite a exposição completa do osso maxilar, espaços paramaxilares, tecido orbital, fossa infratemporal, osso zigomático, parede orbital lateral e fossa temporal. A incisão subciliar é combinada com a incisão de rinotomia lateral.
- A extensão lateral da incisão baseia-se no limite lateral da doença. A incisão subciliar corre 3–5 mm abaixo da margem inferior da pálpebra. Os retalhos são elevados conforme mencionado na abordagem de rinotomia lateral. O tecido orbital é liberado da borda orbital anterior por incisão na periórbita. Os ligamentos cantais medial e lateral são incisados.
- O aplauso arterial curvo é aplicado ao nível do ápice orbital. Uma tesoura pesada é usada para cortar o tecido do ápice orbital anterior ao grampo.
- O corte adicional do tecido do ápice orbital pode ser feito após a remoção do conteúdo orbital anterior. O tecido do ápice orbital deixado de fora é suturado ou cauterizado para limitar as chances de sangramento da artéria oftálmica. As bordas cortadas das

pálpebras são suturadas para evitar contaminação do ambiente externo. A cavidade é preenchida com embalagens de medicamentos.

- A reabilitação dentária é feita com prótese palatina, colocando-a no intraoperatório ou no pós-operatório imediato.

## ➢ ABORDAGEM TRANSCRANIANA

- A fossa craniana anterior e média é invadida principalmente pela CAM. As vias de extensão são placa cribriforme, ápice orbital, teto e corpo esfenoidal. A abordagem bicoronal ou abordagem endoscópica estendida é a abordagem preferida, pois permite a exposição de toda a base anterior do crânio.
- A incisão bicoronal é feita alguns centímetros atrás da linha do cabelo. O retalho é elevado sobre o pericrânio até a borda orbitária. O retalho pericraniano largo é confeccionado para reconstrução pós-operatória da base do crânio. A osteotomia é feita e o tecido cerebral é elevado a partir da base do crânio. O tecido doente é removido.

## ➢ MAXILECTOMIA

O termo "limitado" foi aplicado a qualquer maxilectomia que removesse principalmente uma parede do antro. Denominou-se "subtotal" qualquer procedimento que removesse pelo menos duas paredes, incluindo o palato e "total" apenas aqueles que tiveram ressecção completa da maxila.

- **Maxilectomia Parcial**

Maxilectomia medial: Parte do osso (maxila) próximo ao nariz é removida. O olho e o palato duro são conservados.

Maxilectomia de infraestrutura: O palato duro, os dentes e a parte inferior do osso são removidos. O assoalho orbital é mantido intacto. Este procedimento exigirá um retalho livre para reconstruir a área ou um obturador.

Maxilectomia de superestrutura: O palato duro é mantido intacto. O assoalho orbital é removido junto com a parte superior do osso. A órbita pode ou não ser removida.

- **Maxilectomia Subtotal**

Este procedimento envolve alguma variação dos procedimentos acima sem remover todo o osso. Os procedimentos relacionados e a reconstrução dependerão da extensão da ressecção.

- **Maxilectomia total**

A maxilectomia total envolve a remoção do palato duro e do assoalho orbital, juntamente com todo o osso de um lado da face. Este procedimento pode exigir uma grande reconstrução, como um retalho livre.

# FUTURAS NO TRATAMENTO DA

# MUCORMICOSE CEREBRAL RINO-ÓRBITO

Existem várias necessidades não atendidas no manejo da mucormicose rino-órbito-cerebral (ROCM), especialmente após a ocorrência do envolvimento cerebral da mucormicose. O futuro reside na resolução dos desafios que temos pela frente. Estes incluem a disponibilidade gratuita de testes de diagnóstico rápidos e confiáveis, incluindo PCR e testes moleculares, tomada de decisões em desbridamento cirúrgico, sensibilidade e suscetibilidade a medicamentos, nível de concentração inibitória mínima (CIM) e ensaios de combinação de medicamentos antifúngicos.

- **Testes de diagnóstico rápidos e confiáveis, incluindo PCR e testes moleculares**

Atualmente, não existem biomarcadores disponíveis de mucormicose. Um diagnóstico preliminar pode ser feito por exame microscópico direto auxiliado por microscopia de fluorescência que aumenta a sensibilidade. No entanto, é fundamental ter uma técnica independente de cultura para a identificação precoce de espécies. Ensaios baseados em PCR, usando primers específicos para Mucorales, como CotH [87], podem contribuir para o diagnóstico. O uso desta técnica é limitado devido à sua disponibilidade apenas nos laboratórios de referência. Há necessidade de disponibilização gratuita desta técnica nos principais centros de tratamento da mucormicose. A técnica molecular é útil nos casos em que a cultura não produz crescimento de Mucorales ou em casos de infecção concomitante por Aspergillus e Mucorales ou onde a diferenciação histopatológica é difícil devido aos fragmentos esparsos no tecido [9]

O método molecular é mais rápido e leva mais de (72 a 144 horas) e o histopatológico (72 a 96 horas) [84].

- **Tomada de decisão em desbridamento cirúrgico**

O desbridamento cirúrgico é a base do tratamento da mucormicose e melhora a sobrevida. A maioria dos casos de ROCM é tratada por otorrinolaringologistas com cirurgia endoscópica dos seios da face. No entanto, a extensão da ressecção pode variar desde um simples desbridamento endoscópico até uma cirurgia radical envolvendo exenteração orbitária, ressecção palatina e intervenção intracraniana. A decisão é baseada no mapeamento da doença em múltiplas sequências de ressonância magnética. Após consulta ao paciente e seus familiares, uma equipe de neurocirurgiões, otorrinolaringologistas e radiologistas decide operar os casos com envolvimento intracraniano [85]. A intervenção intracraniana deve concentrar-se exclusivamente em ajudar o paciente a reduzir a pressão intracraniana. A excisão radical de lesões fúngicas intracranianas não é recomendada [86].

➢ **Sensibilidade aos medicamentos, nível de CIM e ensaios de medicamentos combinados e custo dos medicamentos antifúngicos**

Alguns dos aspectos importantes do tratamento antifúngico na mucormicose são os seguintes:

- O medicamento antifúngico ideal
- Resistência a medicamentos/Concentração inibitória mínima/suscetibilidade a medicamentos
- Medicamentos antifúngicos combinados
- Duração dos medicamentos antifúngicos
- Barreira hematoencefalica
- Medicamentos antifúngicos para infecções antifúngicas invasivas; Regulação de custos

# CONCLUSÃO

A mucormicose é uma doença infecciosa destrutiva caracterizada por extensa necrose tecidual, angioinvasão e disseminação perineural. A mucormicose orbitária é geralmente um processo inflamatório endógeno secundário à extensão local da região nasossinusal. Os padrões de inflamação encontrados variam de supurativa a granulomatosa, com base no estágio da doença. O diagnóstico da mucormicose no exame histopatológico é de suma importância, pois os estudos de cultura fúngica são frequentemente negativos. Aspergilose, candidíase e, raramente, criptococose podem assemelhar-se à mucormicose, causando dificuldades no diagnóstico.

O diagnóstico de ROCM é considerado mais urgente devido à angioinvasão progressiva que leva a uma alta taxa de letalidade. Alta suspeita clínica e exame microbiológico de biópsias endoscópicas de tecido são o principal requisito. A obtenção de amostras profundas pode não ser possível em pacientes com neutropenia ou trombocitopenia. As técnicas convencionais de diagnóstico, como microscopia direta e cultura, apresentam baixa sensibilidade, embora os branqueadores ópticos melhorem o campo visual. A natureza frágil das hifas aseptadas de Mucorales afeta o rendimento da cultura. Há uma ausência completa de marcadores sorológicos para Mucorales, embora um galactomanano negativo possa diminuir a probabilidade de infecção. As técnicas moleculares estão surgindo, mas estão disponíveis apenas em laboratórios de referência e carecem de padronização.

A estratégia mais importante para a prevenção da ROCM consiste na manutenção de defesas adequadas do hospedeiro. Estas incluem, mas não estão limitadas a, manter a glicemia adequada em diabéticos, reduzir a duração da neutropenia e usar corticosteróides e outros agentes imunossupressores criteriosamente. Instruir os pacientes a evitar aerossóis de solo, poeira e detritos pode reduzir a exposição a grandes inóculos respiratórios de esporangiósporos. Da mesma forma, a manutenção de medidas adequadas de controlo ambiental nas instalações de cuidados de saúde também pode ajudar a prevenir a aquisição de organismos. O controle da transmissão ambiental durante a construção e reforma de hospitais pode ser estabelecido com barreiras impermeáveis do chão ao teto. Os sistemas de ar condicionado e ventilação devem ser monitorados quanto à contaminação microbiana. Embora a utilização de filtros de ar particulado de alta eficiência (HEPA) em quartos hospitalares de pacientes profundamente imunossuprimidos reduza os riscos de desenvolvimento de aspergilose e mucormicose, as restrições financeiras impedem muitos centros de utilizar rotineiramente estes dispositivos em ambientes com recursos limitados .

O campo da CAM é ainda mais inexplorado. Uma compreensão da patogênese da CAM pode fornecer novas perspectivas para o desenvolvimento de novas modalidades de diagnóstico e tratamento.

# BIBLIOGRAFIA


1. Blitzer A, Lawson W, Meyers BR, Biller HF. Fatores de sobrevivência do paciente na mucormicose dos seios paranasais. Laringoscópio. Abril de 1980;90(4):635-48. doi: 10.1288/0000 5537-198004000-00010. PMID: 7359982.

2. JL Gamba , WW Woodruff , WT Djang , AE Yeates Mucormicose craniofacial: avaliação com TC. 1º de julho de 1986 https://doi.org/10.1148/radiology.160.1.3715034

3. Yoav P. Talmi, Anna Goldschmied-Reouven, Mati Bakon, Iris Barshack, Michael Wolf, Zeev Horowitz, Miriam Berkowicz, Nathan Keller, Jona Kronenberg, Mucormicose rino-orbital e rino-órbito-cerebral, Otorrinolaringologia - Cirurgia de Cabeça e Pescoço,Volume 127, Edição 1,2002, páginas 22-31, ISSN 0194-5998, https://doi.org/10.1067/mhn.2002.126587.

4. Bhansali A, Bhadada S, Sharma A, Suresh V, Gupta A, Singh P, Chakarbarti A, Dash RJ. Apresentação e evolução da mucormicose rino-orbital-cerebral em pacientes com diabetes. Pós-graduação Med J. novembro de 2004;80(949):670-4. doi: 10.1136/pgmj.2003.016030. PMID: 15537854; PMCID: PMC1743145.

5. Hosseini SM, Borghei P. Mucormicose rinocerebral: vias de disseminação. Eur Arch Otorrinolaringol. Novembro de 2005;262(11):932-8. doi: 10.1007/s00405-005-0919-0. Epub 2005, 13 de maio. PMID: 15891927.

6. Roden MM, Zaoutis TE, Buchanan WL, Knudsen TA, Sarkisova TA, Schaufele RL, Sein M, Sein T, Chiou CC, Chu JH, Kontoyiannis DP, Walsh TJ. Epidemiologia e evolução da zigomicose: uma revisão de 929 casos notificados. Clin Infect Dis. 1 de setembro de 2005;41(5):634-53. doi: 10.1086/432579. Epub 2005, 29 de julho. PMID: 16080086.

7. Kontoyiannis DP, Chamilos G, Hassan SA, Lewis RE, Albert ND, Tarrand JJ.

Aumento da recuperação da cultura de Zigomicetos sob condições fisiológicas de temperatura. Sou J Clin Pathol. Fevereiro de 2007;127 (2):208-12. doi:10.1309/7KU5XW URYM0151YN. PMID: 17210526.

**8.** Hata DJ, Buckwalter SP, Pritt BS, Roberts GD, Wengenack NL. Método de PCR em tempo real para detecção de zigomicetos. J Clin Microbiol. 2008 julho;46 (7):2353-8. doi: 10.1128/JCM.02331-07. Epub 2008, 14 de maio. PMID: 18480229; IDPM: PMC2446880 .

**9.** Chakrabarti A, Chatterjee SS, Das A, Panda N, Shivaprakash MR, Kaur A, Varma SC, Singhi S, Bhansali A, Sakhuja V. Zigomicose invasiva na Índia: experiência em um hospital terciário. Pós-graduação Med J. novembro de 2009;85(1009):573-81. doi: 10.1136/pgmj.2008.076463. PMID: 19892892.

**10.** Spellberg B, Walsh TJ, Kontoyiannis DP, Edwards J Jr, Ibrahim AS. Avanços recentes no manejo da mucormicose: da bancada à beira do leito. Clin Infect Dis. 15 de junho de 2009;48(12):1743-51. doi: 10.1086/599105. PMID: 19435437; IDPM: PMC2809216 .

**11.** Ma LJ, Ibrahim AS, Skory C, Grabherr MG, Burger G, et al. (2009) A análise genômica do fungo de linhagem basal Rhizopus oryzae revela uma duplicação do genoma completo. PLoS Genet 5(7): e1000549. doi:10.1371/

**12.** Michele D. Mignogna, Giulio Fortuna, Stefania Leuci, Dan iela Adamo, Elvira Ruoppo, Maria Siano, Umberto Mariani,Mucormicose em pacientes imunocompetentes: uma série de casos de pacientes com envolvimento do seio maxilar e uma revisão crítica da literatura,International Journal of Doenças Infecciosas, Volume 15, Edição 8,2011, Páginas e533-e540, ISSN 1201-9712, https://doi.org/10.1016/j. ijid.2011.02.005.

**13.** Kolekar JS. Mucormicose rinocerebral: um estudo retrospectivo. Cirurgia indiana J

Otolaryngol cabeça pescoço. Março de 2015;67(1):93-6. doi: 10.1007/s12070-014-0804-5. Epub 2014, 5 de dezembro. PMID: 25621242; PMCID: PMC4298568.

**14.** Ploughes Hernández O, Prado Calleros HM, Soberón Marmissolle Daguerre GS, Sadek González A. Mucormicose rino-órbito-cerebral. Estratégias de manejo para evitar ou limitar a afecção intracraniana e melhorar a sobrevida. Acta Otorrinolaringol Esp. 2015 novembro-dezembro;66(6):348-52. Inglês espanhol. doi: 10.1016/j.otorri.2015.01.007. Epub 2015, 3 de junho. PMID: 26048708.

**15.** Abdollahi A, Shokohi T, Amirrajab N, Poormosa R, Kasiri AM, Motahari SJ, Ghoreyshi SM, Madani SA, Nikkhah M, Ghasemi M, Vahedi Larijani L, Didehdar M, Seifi Z, Gholinejad N, Ilkit M. Características clínicas, diagnóstico e resultados da mucormicose rino-órbito-cerebral - Uma análise retrospectiva. Curr Med Mycol. Dez 2016;2(4):15-23. doi: 10.18869/acadpub.cmm.2.4.15. PMID: 28959791; IDPM: PMC5611692.

**16.** Prado, Héctor & G, Fajardo-Dolci & Ploughes, Olga & Jimenez, Carlos. (2016). Mucormicose rinoobitária. Estudo de coorte de seu tratamento de atendimento à extensão da enfermidade e reversão de sua fisiopatologia. Gaceta médica do México. 152. 770-782.

**17.** Riley TT, Muzny CA, Swiatlo E, Legendre DP. Quebrando o molde: uma revisão da mucormicose e das opções atuais de tratamento farmacológico. Ann Farmacotera. Setembro de 2016;50 (9):747-57. doi: 10.1177/1060028016655425. Epub 2016, 15 de junho. PMID: 27307416.

**18.** Corzo-Leon, Dora & Chora-Hernández, Luis & Rodríguez-Zulueta, Ana & Walsh, Thomas. (2017). Diabetes mellitus como principal fator de risco para mucormicose no México: epidemiologia, diagnóstico e resultados dos casos relatados. Micologia médica. 56. 10.1093/mmy/myx017.

**19.** Sravani T, Uppin SG, Uppin MS, Sundaram C. Mucormicose rinocerebral: Patologia revisitada com ênfase na disseminação perineural. Neurol Índia. 2014 julho-agosto;62(4):383-6. doi: 10.4103/0028-3886.141252. PMID: 25237943.

**20.** Raab P, Sedlacek L, Buchholz S, Stolle S, Lanfermann H. Padrões de imagem de mucormicose rino-orbital-cerebral em pacientes imunocomprometidos: quando suspeitar de mucormicose complicada. Clin Neuroradiol. Dezembro de 2017;27(4):469-475. doi: 10.1007/s00062-017-0629-1. Epub 2017, 12 de outubro. PMID: 29026931.

**21.** Jeong W, Keighley C, Wolfe R, Lee WL, Slavin MA, Kong DCM, Chen SC. A epidemiologia e as manifestações clínicas da mucormicose: uma revisão sistemática e meta-análise de relatos de casos. Clin Microbiol Infect. 2019 janeiro;25(1):26-34. doi: 10.1016/j.cmi.2018.07.011. Epub 2018, 21 de julho. PMID: 30036666.

**22.** Shah K, Dave V, Bradoo R, Shinde C, Prathibha M. Exenteração orbital na mucormicose rino-órbito-cerebral: um estudo analítico prospectivo com sistema de pontuação. Cirurgia indiana J Otolaryngol cabeça pescoço. junho de 2019;71(2):259-265. doi: 10.1007/s12070-018-1293-8. Epub 2018, 13 de março. PMID: 31275841; PMCID: PMC6582081.

**23.** Cornely OA, Alastruey-Izquierdo A, Arenz D, Chen SCA, Dannaoui E, Hochhegger B, Hoenigl M, Jensen HE, Lagrou K, Lewis RE, Mellinghoff SC, Mer M, Pana ZD, Seidel D, Sheppard DC, Wahba R, Akova M, Alanio A, Al-Hatmi AMS, Arikan-Akdagli S, Badali H, Ben-Ami R, Bonifaz A, Bretagne S, Castagnola E, Chayakulkeeree M, Colombo AL, Corzo-León DE, Drgona L, Groll AH, Guiné J, Heussel CP, Ibrahim AS, Kanj SS, Klimko N, Lackner M, Lamoth F, Lanternier F, Lass-Floerl C, Lee DG, Lehrnbecher T, Lmimouni BE, Mares M, Maschmeyer G, Meis JF, Meletiadis J, Morrissey CO, Nucci M, Oladele R, Pagano L, Pasqualotto A, Patel A, Racil Z, Richardson M, Roilides E, Ruhnke M, Seyedmousavi S, Sidharthan

N, Singh N, Sinko J, Skiada A, Slavin M, Soman R , Spellberg B, Steinbach W, Tan BH, Ullmann AJ, Vehreschild JJ, Vehreschild MJGT, Walsh TJ, White PL, Wiederhold NP, Zaoutis T, Chakrabarti A; Mucormicose ECMM MSG Grupo de Redação de Diretrizes Globais. Diretriz global para o diagnóstico e tratamento da mucormicose: uma iniciativa da Confederação Europeia de Micologia Médica em cooperação com o Consórcio de Educação e Pesquisa do Grupo de Estudo de Micoses. Lanceta Infect Dis. dezembro de 2019;19(12):e405-e421. doi: 10.1016/S1473-3099(19)30312-3. Epub 2019, 5 de novembro. PMID: 31699664; IDPM: PMC8559573 .

**24.** Wolthers MS, Schmidt G, Gjørup CA, Helweg-Larsen J, Rubek N, Jensen LT. Tratamento cirúrgico da mucormicose rinocerebral: uma série de casos. JPRAS Aberto. 5 de julho de 2021;30:33-37. doi: 10.1016/j.jpra.2021.04.013. PMID: 34401438; PMCID: PMC8358096.

**25.** Elhamamsy, Salaheldin & Bayer, Tom & Al Kaffas, Mai & Hatahet, Sarah & Grover, Mohnish & Samdani, Sunil & Nanda, Aman & Gravenstein, Stefan. (2021). Mucormicose Cerebral Rino-Orbital em Pacientes Não Diabéticos com COVID-19. Revista médica de Rhode Island (2013). 104. 19-21.

**26.** Singh AK, Singh R, Joshi SR, Misra A. Mucormicose em COVID-19: Uma revisão sistemática de casos relatados em todo o mundo e na Índia. Síndrome Metab do Diabetes. 2021 julho-agosto;15(4):102146. doi: 10.1016/j.dsx.2021.05.019. Epub 2021, 21 de maio. PMID: 34192610; PMCID: PMC8137376.

**27.** Singh SP, Rana J, Singh VK, Singh R, Sachan R, Singh S, Jain S. Mucormicose rino-orbital: Nossas experiências com características clínicas e manejo em um centro de atendimento terciário. Rom J Oftalmol. 2021 Out-Dez;65(4):339-353. doi: 10.22336/rjo.2021.69. PMID: 35087975; IDPM: PMC8764427.

**28.** Vinay K, Rudramurthy SM, Dogra S. Emergência de mucormicose durante a pandemia de COVID-19 e manifestações dermatológicas. Indian Dermatol Online J. 2021 14 de julho;12(4):493-496. doi: 10.4103/idoj.idoj_406_21. PMID: 34430451; PMCID: PMC8354408.

**29.** Kulkarni MD, Gulati S, Gupta S, Sabharwal R, Rajguru JP, Baneerjee A. Mucormicose oral: uma complicação inevitável de COVID-19. J Family Med Prim Care. Maio de 2022;11(5):1672-1676. doi: 10.4103/jfmpc.jfmpc_1599_21. Epub 2022, 14 de maio. PMID: 35800548; PMCID: PMC9254828

**30.** Neha Dangi1, Himanshu Mehendiratt Shikha Sharma Mucormicose: uma grave catástrofe envolvendo pacientes com COVID-19 DOI: 10.2174/266679670466623080 1092541

**31.** Harold CP, Newton DF: Mucormicose Rinocerebral, Arch Otolaryngol-Vol 103, outubro de 1977

**32.** Dubos RJ, Kirsch J: Infecções bacterianas e micóticas do homem, ed 4. Filadélfia, JB Lippincott Co, 1965, pp 825-826.

**33.** Fitzpatrick HM: Os fungos inferiores, ficomicetos. Nova York, McGraw-Hill Book Co Inc, 1930.

**34.** Chander J. Mucormicose. In: Livro didático de micologia médica, vol. 26. 4ª ed. Nova Delhi: Jaypee Brothers Medical Publishers; 2018. pág. 534–96

**35.** Harris J. Mucormicose: relato de um caso. Pediatria. 1955;16:857–67

**36.** Kasai M, Harrington SM, Francesconi A, et al. Detecção de um biomarcador molecular para zigomicetos por ensaios quantitativos de PCR de plasma, lavado broncoalveolar e tecido pulmonar em um modelo de coelho de zigomicose pulmonar experimental. J Clin Microbiol. 2008;46:3690–702

**37.** Neville WB, Damm D, Allen CM, Bouquet JE. Livro didático de patologia oral e maxilofacial. 2ª ed., 2001, Filadélfia, WB Saunders, 16

**38.** DeWeese DD, Schleuning AJ, Robinson LB: Mucormicose do nariz e seios paranasais. Laringoscópio 75:1398-1407, 1965.

**39.** MN Gamaletsou: Departamento de Fisiopatologia NV Sipsas, Faculdade de Medicina, Universidade Nacional e Kapodistrian de Atenas, Atenas, Grécia

**40.** Gamba JL, Woodruff WW, Djang WT, Yeates AE. Mucormicose craniofacial: avaliação com tomografia computadorizada. Radiologia. 1986;160:207–12

**41.** Therakathu J, Prabhu S, Irodi A, Sudhakar SV, Yadav VK, Rupa V. Características de imagem da mucormicose rinocerebral: um estudo de 43 pacientes. Egito J Radiol Nucl Med. 2018;49(2):447–52. https://doi.org/10.1016/j. ejrnm.2018.01.001.

**42.** Francesconi A, Kasai M, Harrington SM, et al. Métodos automatizados e manuais de extração de DNA para Aspergillus fumigatus e Rhizopus oryzae analisados por PCR quantitativo em tempo real. J Clin Microbiol. 2008;46:1978–84.

**43.** Kontoyiannis DP, Chamilos G, Hassan SA, Lewis RE, Albert ND, Tarrand JJ. Aumento da recuperação da cultura de zigomicetos sob condições fisiológicas de temperatura. Sou J Clin Pathol. 2007;127:208–128

**44.** Afroze SN, Korlepara R, Rao GV, Madala J. Mucormicose em um paciente diabético: um relato de caso com uma visão de sua fisiopatologia. Contemp Clin Dent. 2017 outubro-dezembro; 8(4):662-666

**45.** . Bouchara JP, Oumeziane NA, Lissitzky JC, Larcher G, Tronchin G, Chabasse D. Fixação de esporos do fungo patogênico humano Rhizopus oryzae aos componentes da matriz extracelular. Eur J Cell Biol. 1996;70(1):76–83.

**46.** Rammaert B, Lanternier F, Zahar JR, Dannaoui E, Bougnoux ME, Lecuit M, et al. Mucormicose associada aos cuidados de saúde. Clin Infect Dis. 2012;54(Suplemento 1). https://doi.org/10.1093/CID/CIR867.

**47.** 16 Alsuwaida K. Mucormicose cutânea primária complicando o uso de fita adesiva para fixar o tubo endotraqueal. Pode J Anaesth. 2002;49(8):880–2. https://doi.org/10.1007/BF03017426 .

**48.** 17 Enrique MP, Rodríguez-Tudela JL, García DJJ, Alfonso ML, Luis T, Jesús U, et al. Surto de mucormicose gástrica associado ao uso de abaixadores de língua de madeira em pacientes críticos. Medicina Intensiva. 2004;30(4):724–8. https://doi. org/10.1007/S00134-003-2132-1.

**49.** 18. Waldorf AR, Ruderman N, Diamond RD. Suscetibilidade específica à mucormicose em diabetes murino e defesa de macrófagos broncoalveolares contra Rhizopus. J Clin Invest. 1984;74(1):150–60. https://doi.org/10.1172/JCI111395

**50.** Köseler A, Sabirli R, Gören T, Türkçüer I, Kurt Ö. Marcadores de estresse do retículo endoplasmático na infecção por SARSCOV-2 e pneumonia: estudo caso-controle. Na Vivo. 2020;34(3 Suplemento):1645–50. https://doi. org/10.21873/INVIVO.11956

**51.** Yokoyama WM. Respostas imunológicas de células assassinas naturais. Imunol Res. 2005;32(1–3):317–26. https://doi. org/10.1385/IR:32:1-3:317

**52.** Susanne P, Barbara K, Kehrel BE, Dierich MP, Walter N, Cornelia LF. Potenciais efeitos antifúngicos de plaquetas humanas contra zigomicetos in vitro. J Infect Dis. 2009;200(7):1176–9. https://doi.org/10.1086/605607

**53.** Harlene G, Kerstin V. Imunidade inata e adaptativa a mucorales. J Fungos. 2017;3(3):48. https://doi. org/10.3390/JOF3030048.

**54.** Smith SM, Boppana A, Traupman JA, Unson E, Maddock DA, Chao K, et al. O metabolismo prejudicado da glicose em pacientes com diabetes, pré-diabetes e obesidade está associado à COVID-19 grave. J Med Virol. 2021;93(1):409–15. https://doi.org/10.1002/JMV.26227.

**55.** Mrittika S, Honavar Santosh G, Rolika B, Sabyasachi S, Raksha R, Usha K, et al. Epidemiologia, perfil clínico, manejo e resultado da mucormicose rino-orbital-cerebral associada a COVID-19 em 2.826 pacientes na Índia - estudo colaborativo OPAI-IJO sobre mucormicose em COVID-19 (COSMIC), relatório 1. Indian J Ophthalmol. 2021; 69(7):1670–92. https://doi.org/10.4103/IJO.IJ O_1565_21.

**56.** Koparal M, Kurt E, Altuntas EE, Dogan F. Avaliação da depuração mucociliar como indicador da função nasal em pacientes com COVID-19: um estudo transversal. Eur Arch Otorrinolaringol. 2021;278(6):1863–8. https://doi.org/10.1007/ S00405-020-06457-Y .

**57.** Atul P, Ritesh A, Rudramurthy Shivaprakash M, Manoj S, Immaculata X, Ratna S, et al. Estudo epidemiológico multicêntrico da mucormicose associada à doença por coronavírus, Índia. Emerg Infect Dis. 2021;27(9). https://doi.org/10.3201/eid2709.210934 .

**58.** Burnham-Marusich AR, Hubbard B, Kvam AJ, Gates-Hollingsworth M, Green HR, Soukup E, et al. A conservação da síntese de manana em fungos de zigomicota e ascomicota revela um amplo alvo diagnóstico. mSphere. 2018;3(3):e00

**59.** Prakash H, Singh S, Rudramurthy SM, Singh P, Mehta N, Shaw D, et al. Uma análise aeromicológica de Mucormicetos em ambientes internos e externos do norte da Índia. Med Mycol. 2020;58(1):118–23.

**60.** Kim DH, Kim SW, Hwang SH. Utilidade da congelação intraoperatória para diagnóstico de rinossinusite fúngica invasiva aguda: revisão sistemática e meta-análise. Fórum Internacional de Alergia ao Rinol. 2021;26. Epub antes da impressão

**61.** Filho HJ, Song JS, Choi S, Jung J, Kim MJ, Chong YP, Lee SO, Choi SH, Kim YS, Woo JH, Kim SH. Uma comparação do diagnóstico histomorfológico com o diagnóstico baseado em cultura e imunohistoquímica de aspergilose invasiva e mucormicose. Infect Dis (Londres). 2020;52:279–83.

**62.** Verweij PE, Smedts F, Poot T, Bult P, Hoogkamp Korstanje JA, Meis JF. Coloração com imunoperoxidase para identificação de espécies de Aspergillus em cortes de tecido processados rotineiramente. J Clin Pathol. 1996;49:798–801.

**63.** Hasan S, Gupta P, Shukla D, Banerjee G. Uma comparação entre microscopia e cultura de hidróxido de potássio (KOH) para a detecção de mucormicose rino-orbital-cerebral pós-COVID-19. Cureus. 26 de outubro de 2023;15(10):e47707. doi: 10.7759/cureus.47707. PMID: 38022015; IDPM: PMC10674886.

**64.** Horger M, Hebart H, Schimmel H, et al. Mucormicose disseminada em pacientes hematológicos: achados de tomografia computadorizada e ressonância magnética com correlação patológica. Ir J Radiol. 2006;79(945):e88–95

**65.** Gamba JL, Woodruff WW, Djang WT, Yeates AE. Mucormicose craniofacial: avaliação com tomografia computadorizada. Radiologia. 1986;160:207–12

**66.** Centeno RS, Bentson JR, Mancuso AA. Tomografia computadorizada na mucormicose rinocerebral e aspergilose. Radiologia. 1981;140:383–9

**67.** Safder S, Carpenter JS, Roberts TD, et al. O sinal da "concha preta": um achado precoce de mucormicose nasal na ressonância magnética. AJNR Am J Neuroradiol. 2010;31(4):771–4.

**68.** Attilio C, Emidio T, Salvatore C. COVID-19: hemoglobina, ferro e hipóxia além da inflamação. Uma revisão narrativa. Prática Clínica. 2020;10(2):24–30. https://doi.org/10.4081/CP.2020.1271 .

**69.** Howard D.H. Aquisição, transporte e armazenamento de ferro por fungos patogênicos. 1999;12(3):394–404. https://doi.org/10.1128/CMR.12.3.394.

**70.** Pal R, Singh B, Bhadada SK, Banerjee M, Bhogal RS, Hage N, Kumar A. Mucormicose associada a COVID-19: uma revisão sistemática atualizada da literatura. Micoses. 2021;64(12):1452–9. https://doi. org/10.1111/myc.13338

**71.** Song G, Liang G, Liu W. Coinfecções fúngicas associadas à pandemia global de COVID-19: uma perspectiva clínica e diagnóstica da China. Micopatologia. 2020;185(4):599–606. https://doi.org/10.1007/s11046-020-00462-9

**72.** Mittal P, Verma H, Kesari A, et al. Procedimentos estendidos. In: Verma H, Thakar A, editores. Fundamentos da rinologia. Singapura: Springer; 2021. https://doi.org/10.10 07/978-981-33-6284-0_7

**73.** Umpierrez G, Hellman R, Korytkowski MT, et al. Manejo da hiperglicemia em pacientes hospitalizados em ambiente de cuidados não críticos: uma diretriz de prática clínica da sociedade endócrina. J Clin Endocrinol Metab. 2012;97(1):16–38.

**74.** Moghissi ES, Korytkowski MT, Dinardo MM, et al. Declaração de consenso da Associação Americana de Endocrinologistas Clínicos e da Associação Americana de Diabetes sobre controle glicêmico em pacientes internados. Cuidados com diabetes. 2009;32(6):1119–31.

**75.** Ministério da Saúde e Bem-Estar Familiar do Governo da Índia. Orientação clínica sobre diagnóstico e tratamento do diabetes nas instalações de gerenciamento de pacientes com COVID-19 versão 2.0

**76.** Spiro RH, Strong EW, Shah JP. Maxilectomia e sua classificação. Pescoço. Julho de 1997;19(4):309-14. doi:10.1002/(sici)1097-0347(199707)19:4<309::aid-hed9>3.0.co;2-4. PMID: 9213109.

**77.** Espinel-Ingroff A, Chakrabarti A, Chowdhary A, Cordoba S, Dannaoui E, Dufresne P, et al. Avaliação multicêntrica das distribuições de MIC para definição do valor de corte epidemiológico para detectar resistência à anfotericina B, posaconazol e itraconazol entre as espécies clinicamente mais relevantes de Mucorales. Quimioterápicos de Agentes Antimicrobianos. 2015;59(3):1745–50

**78.** Sipsas NV, Gamaletsou MN, Anastasopoulou A, Kontoyiannis DP. Terapia da mucormicose. J Fungos. 2018;4(3):90

**79.** Arendrup MC, Jensen RH, Meletiadis J. Atividade in vitro de isavuconazol e comparadores contra isolados clínicos da ordem mucorales. Quimioterápicos de Agentes Antimicrobianos. 2015;59(12):7735–42.

**80.** Jørgensen KM, Astvad KM, Hare RK, Arendrup MC. Teste de suscetibilidade EUCAST de isavuconazol: dados MIC para fungos clínicos contemporâneos e isolados de levedura. Quimioterápicos de Agentes Antimicrobianos.

2019;63(6):e00073–19.

**81.** Reed C, Bryant R, Ibrahim AS, Edwards J Jr, Filler SG, Goldberg R, Spellberg B. Tratamento combinado de polieno-caspofungina da mucormicose rino-orbitalcerebral. Clin Infect Dis. 2008;47(3): 364–71

**82.** Leeuw NJ, Swart CW, Ncango DM, Kriel WM, Pohl CH, van Wyk PW, Kock JL. Os medicamentos antiinflamatórios têm como alvo seletivo o desenvolvimento de esporângios em Mucor. Pode J Microbiol. 2009;55(12):1392–6.

**83.** Bellanger AP, Tatara AM, Shirazi F, Gebremariam T, Albert ND, Lewis RE, et al. Concentrações de estatinas abaixo da concentração inibitória mínima atenuam a virulência de Rhizopus oryzae. J Infect Dis. 2016;214(1):114–21.

**84.** Zaman K, Rudramurthy SM, Das A, Panda N, Honnavar P, Kaur H, et al. Diagnóstico molecular de mucormicose rino-órbito-cerebral a partir de amostras de tecido fresco. J Med Microbiol. 2017;66(8):1124–9.

**85.** Ben-Ami R, Halaburda K, Klyasova G, Metan G, Torosian T, Akova M. Uma abordagem de equipe multidisciplinar para o manejo de pacientes com doença fúngica invasiva suspeita ou diagnosticada. J Quimioterapia Antimicrobiana. 2013;68:iii25–33.

**86.** McCarthy M, Rosengart A, Schuetz AN, Kontoyiannis DP, Walsh TJ. Infecções por fungos no sistema nervoso central. N Engl J Med. 2014;371:150–60

**87.**. Baldin C, Soliman SSM, Jeon HH, Alkhazraji S, Gebremariam T, Gu Y, Bruno VM, Cornely OA, Leather HL, Sugrue MW, et al. Abordagem baseada em PCR visando a família de genes específicos de mucorales para diagnóstico de mucormicose. J Clin Microbiol. 2018;56:e00746–18

**88.** Urs AB, Singh H, Mohanty S, Sharma P. Osteomielite fúngica dos ossos maxilofaciais: apresentação rara. J Oral Maxillofac Pathol. 2016 set-dez;20(3):546. doi: 10.4103/0973-029X.190966. PMID: 27721629; IDPM:

PMC5051312.

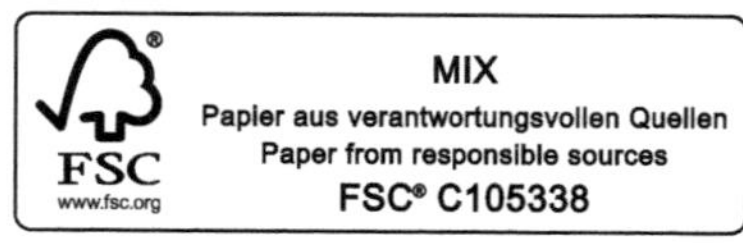


Printed by Books on Demand GmbH, Norderstedt / Germany